PUBLICATIONS DU *PROGRÈS MÉDICAL*

LE
SURMENAGE
SCOLAIRE

PAR

Ch. FÉRÉ

> « La première condition de la
> prospérité nationale, c'est que
> la nation soit formée de bons
> animaux. »   (SPENCER.)

PARIS

AUX BUREAUX DU
PROGRÈS MÉDICAL
14, rue des Carmes, 14

A. DELAHAYE & E. LECROSNIER
EDITEURS
Place de l'École-de-Médecine

1887

LE SURMENAGE

SCOLAIRE

De tout temps, les médecins se sont préoccupés des inconvénients de la vie sédentaire et de l'épuisement nerveux, chez les individus adonnés aux travaux intellectuels ; mais il est inutile de donner des preuves d'une érudition facile en exhumant des citations qui manquent de précision et de clarté : c'est, en effet, à Tissot qu'appartient le mérite d'avoir abordé cette question en détail et de l'avoir traitée d'une façon scientifique (1). Un autre travail, qui mérite une mention tout à fait spéciale, est celui de Réveillé-Parise, qui, dans un traité didactique, a étudié avec succès les accidents du surmenage intellectuel et de la vie sédentaire (2). Les auteurs des traités d'hygiène qui ont touché ces questions ont largement puisé dans les livres de Tissot et de Réveillé-Parise, et on est surpris de ne point les trouver cités par bon nombre de ceux qui se sont préoccupés récemment du surmenage intellectuel chez les enfants. Cette dernière question, d'ailleurs, qui paraît nouvelle à quelques-uns, n'avait point échappé aux philosophes qui se sont occupés de l'éducation, depuis J.-J. Rousseau, de

---

(1) Tissot. — *De la santé des gens de lettres.* Œuvres, t. VII, 1784.

(2) Réveillé-Parise. — *Physiologie des hommes livrés aux travaux de l'esprit,* 2 vol, 1834.

Gérando, etc., jusqu'à Spencer (1), Victor de Laprade, Thiers, Duruy, J. Simon, etc., etc.

La fréquence des troubles de la santé dans les écoles étant devenue plus grande, à mesure qu'elles ont été plus généralement et plus régulièrement fréquentées, les médecins et les pédagogues ont été conduits à étudier de plus près les manifestations morbides que l'on a attribués aux habitudes sédentaires et au surmenage intellectuel. Un certain nombre d'enquêtes ont été faites en Allemagne, en Danemark, en Suède, etc., qui ont eu pour résultat de mieux faire connaître sinon la véritable origine, au moins l'aspect symptomatique des affections dites scolaires. Des études beaucoup moins méthodiques qui ont été faites en France ont conduit aussi à accuser la surcharge des programmes universitaires, le système d'éducation qu'on a qualifié d'homicide, fatigant le système nerveux des écoliers, sans compensation suffisante pour leur instruction. M. Layet, dans un article du *Dictionnaire encyclopédique* (2), et M. Lagneau, dans un mémoire communiqué à l'Académie de Médecine (3), a résumé l'état de cette question, à laquelle les observations de MM. Dujardin-Beaumetz (4) et Rochard (5) n'ont apporté que peu d'éclaircissements.

Nous n'avons pas maintenant l'intention d'apporter des faits nouveaux relatifs à l'étude symptomatique des troubles attribués au surmenage scolaire; mais nous avons cru qu'il ne serait pas sans intérêt de chercher à les grouper pour arriver à nous assurer s'ils sont bien

---

(1) Spencer. — *De l'éducation intellectuelle, morale et physique*, 6ᵉ éd. franç., 1885.

(2) Art. *Ecoles* (*Dict. encycl. des Sc. méd.*, 1ʳᵉ série, t. XXXII, p. 199, 1885).

(3) Lagneau.— *Du surmenage intellectuel et du sédentarisme dans les écoles* (*Bull Acad. de méd.* (Voir le T. XV, p. 59 ; T. XVI, p. 223, 1886.

(4) Dujardin-Beaumetz. — *Du surmenage intellectuel dans les écoles* (Ibid. T. XVI, p. 219.

(5) *Ibid.*, T. XVI, p. 228.

dus aux défauts de l'hygiène scolaire, à l'exclusion de toute autre cause.

On peut diviser les troubles attribués au sédentarisme et au surmenage scolaire en huit groupes principaux, d'après leurs causes probables :

1° Troubles résultant du défaut d'appropriation des locaux ; — 2° Troubles résultant du défaut d'adaptation du régime ; — 3° Troubles résultant du défaut de soins de propreté et du défaut d'adaptation du vêtement ; — 4° Troubles résultant du défaut d'exercice physique ; — 5° Troubles résultant de l'exercice exagéré de certains organes ; — 6° Troubles résultant d'attitudes vicieuses ; — 7° Troubles résultant d'habitudes vicieuses ; — 8° Troubles résultant du surmenage intellectuel.

Examinons succinctement chacun de ces groupes :

1° *Troubles résultant du défaut d'adaptation des locaux.* — Par le seul fait du séjour prolongé dans un local commun et des contacts nombreux auxquels ils sont exposés pendant leurs travaux et leurs jeux, les écoliers voient se multiplier les risques des affections contagieuses. D'autre part, la communauté des conditions hygiéniques rend compte de la fréquence des maladies épidémiques auxquelles ils sont sujets. Les affections cutanées parasitaires, la gale, les teignes, la perlèche, etc., trouvent souvent dans les écoles un foyer de contagion ; la diphthérie, la fièvre typhoïde, les fièvres éruptives, les oreillons, la coqueluche, s'y propagent fréquemment. Mais les inconvénients de la vie en commun se trouvent encore grandement exagérés par l'encombrement qui résulte de l'insuffisance des locaux. Dans les écoles ou dans les collèges de construction ancienne, les dimensions des salles d'études et des dortoirs sont fréquemment en disproportion avec le nombre des élèves qu'ils sont destinés à contenir ; c'est ains qu

Delpech et Hillairet ont signalé, à propos d'une épidémie de fièvre typhoïde qui sévissait au lycée Saint-Louis, l'existence des dortoirs qui n'avaient qu'un cube d'air de 8 mètres par lit. L'encombrement, tant par la diminution de la proportion d'oxygène de l'air que par l'augmentation de l'acide carbonique, que par la putréfaction des matières organiques contenues dans l'air expiré, modifie les conditions de la respiration, d'où résultent des troubles de l'hématose. Ces troubles, sauf dans les salles des cours, sont rarement aigus et assez intenses pour amener des phénomènes asphyxiques; mais par leur persistance, ils finissent par amener des altérations du sang, qui se manifestent par l'anémie, la chlorose, etc., et des conditions de dépression vitale qui mettent les enfants en état de réceptivité pour les affections contagieuses de tout ordre. L'éclosion de la tuberculose sous toutes ses formes est particulièrement favorisée dans ce milieu méphitique. Les mauvais effets de l'air confiné se font d'autant plus sentir qu'il agit sur des sujets en pleine période de développement et que ces sujets sont sous le coup d'une prédisposition morbide héréditaire. L'encombrement devient d'autant plus efficace que l'emplacement, l'orientation, la construction du bâtiment et des salles de l'école n'ont pas été l'objet de soins suffisants, que la ventilation a été négligée, que le chauffage est rendu défectueux par l'emploi de poëles mobiles qui dessèchent l'air, laissent dégager de l'oxyde de carbone et des matières odorantes, que l'éclairage vient encore altérer l'air, tant en lui enlevant une forte roportion d'éléments respirables, qu'en y répandant es résidus odorants d'une combustion incomplète.

2° *Troubles résultant du défaut d'adaptation du régime.* — L'alimentation des enfants doit subvenir non seulement à leur entretien, mais encore à leur accroissement; elle doit donc être abondante. Mais ce qui nourrit n'est pas tant ce qu'on mange que ce qu'on digère et qu'on assimile. L'alimentation peut donc devenir insuffisante par les défauts de préparation, par des altérations diverses, par une mastication insuffisante, etc. Les règlements relatifs au temps des repas dans les internats, la nécessité pour quelques enfants de se nourrir d'aliments froids apportés à l'école, etc., sont susceptibles de déterminer des troubles digestifs et tous les inconvénients d'une alimentation insuffisante, sur lesquels il n'est pas nécessaire d'insister, mais qui apportent un obstacle au développement, amènent l'anémie, un affaiblissement général, et favorisent éminemment la réceptivité morbide.

3° Troubles résultant du défaut de soins de propreté et du défaut d'adaptation du vêtement. — Si la propreté des salles d'étude et des dortoirs est fort négligée dans les établissements dits d'éducation, la propreté du corps et du vêtement ne l'est pas moins : souvent la surveillance relative à cette partie de l'hygiène est complètement nulle. Il est inutile de s'arrêter sur certaines horreurs qui sont connues de tout le monde : nombre d'établissements sont dépourvus de tout appareil propre aux bains, même locaux. Cette absence de soins de propreté, outre qu'elle entrave les fonctions physiologiques de la peau, favorise le développement des affections contagieuses. Souvent aussi l'excitation génitale, qui conduit aux habitudes vicieuses, résulte d'irritations locales dues au défaut de propreté.

Le vêtement n'a pas été non plus l'objet de la sollicitude éclairée des pédagogues. Non seulement il est souvent incorrect au point de vue de la forme, des obstacles qu'il apporte à la circulation ou à la respiration, mais il est fréquemment insuffisant. Une hérésie s'est répandue dans le public qui consiste à croire que moins les enfants sont vêtus, plus ils s'aguerrissaient contre les intempéries. Spencer a réagi avec raison contre cette erreur homicide. « Le froid n'est supporté par les animaux qu'aux dépens de leur graisse, de leurs muscles ou de leur croissance...; à cause de la proportion de la surface à la masse, un enfant perd relativement plus de calorique qu'un adulte. » — « Le vêtement, dit Liebig, est pour nous, eu égard à la température, le simple équivalent d'une certaine somme de nourriture. » Il suit de à que l'insuffisance du vêtement concourt à accélérer la dégénérescence. Les vêtements chauds sont d'ailleurs d'autant plus nécessaires aux sujets adonnés aux travaux intellectuels que le défaut d'exercice et une alimentation incorrecte les rend plus sensibles au froid; on a cité de nombreux exemples de sensibilité excessive au froid chez les personnes de cabinet : Malherbe, dit-on, était tellement frileux qu'il se mettait jusqu'à dix paires de bas.

4° Troubles résultant du défaut d'exercice physique. — J'ai insisté ailleurs (1) sur l'influence du mouvement et des excitations périphériques sur la circulation, sur l'énergie musculaire, sur la sensibilité et sur les fonctions intellectuelles. Il est certain que, même dans l'intérêt immédiat des fonctions psychiques, l'exercice physique est d'une grande utilité; nombre d'individus reconnaissent les bons effets des mouvements pour exciter la mémoire et l'intelligence en général; quelques-uns se mettent en mouvement, par exemple, dans leur cabinet, soit qu'il s'agit de rechercher un mot oublié ou de trouver la solution d'un problème, etc., beaucoup remarquent que leurs idées deviennent plus nettes après un exercice corporel quelconque. Non seulement l'exercice physique est utile et peut être même indispensable au développement intellectuel, mais il est absolument nécessaire à l'entretien du corps.

Les premiers effets de l'absence d'exercice, de la « sé-

____

(1) *Sensation et mouvement, études de psycho-mécanique.* — Alcan, édit., 1887.

dentarité » comme on dit aujourd'hui, se font sentir sur la digestion. L'absence d'excitations périphériques entraîne un ralentissement de la circulation et par conséquent des sécrétions gastriques et intestinales qui ne suffisent plus aux actions chimiques de la digestion. Bientôt les troubles digestifs s'accentuent ; viennent l'inappétence, la dyspepsie, l'anémie, la chlorose. Aux désordres digestifs sont liés des troubles de la nutrition, parmi lesquels on a rangé les périostites alvéolo-dentaires (Magitot), les altérations des dents (Pietkiewicz, Galippe, Lucas-Championnière), qui sont souvent aussi imputables aux déchéances organiques congénitales. La constipation et la position assise prolongée entraînent des troubles de la circulation dans la partie inférieure du tube digestif, se manifestant quelquefois même chez de très jeunes sujets par des hémorrhoïdes, et des troubles du même ordre des organes génito-urinaires, qui concourent fréquemment à la production de l'excitation génitale conduisant aux habitudes vicieuses. Chez les filles principalement, la constipation opiniâtre est souvent le symptôme précurseur de l'anorexie dite nerveuse, dont la terminaison peut être fatale. A côté des inconvénients de la rétention des matières fécales, il faut signaler ceux de la rétention des urines qui chez les enfants entretient l'excitation génitale, et, chez les adultes aussi, a l'inconvénient de favoriser le développement de la pierre à laquelle ils sont déjà prédisposés par le ralentissement de la nutrition : la goutte et la gravelle intimement liées par l'hérédité aux névropathies (1) sont en effet des affections très fréquentes chez les individus adonnés aux travaux intellectuels.

Chez les hommes de cabinet, l'absence d'exercice et d'excitations physiologiques conduit souvent à la recherche d'excitations artificielles, à l'usage du thé, du café, du tabac, de l'opium, etc., de tous les aliments

---

(1) *La famille névropathique* (*Arch. de neurologie*, janvier et mars 1884.

nerveux (Mantegazza), dont nous ne rappellerons pas ici les inconvénients.

Il faut remarquer que, dans les écoles, ce n'est pas seulement le temps qui manque pour les exercices physiques, mais aussi la direction et l'espace : 1° La surcharge des programmes universitaires, surtout dans les classes supérieures et dans les écoles spéciales, principalement à l'époque des examens et des concours, condamne souvent, faute de temps, les écoliers à un sédentarisme absolu ; 2° Le temps qui est attribué aux exercices physiques et aux jeux, manque de surveillance éclairée et de direction. En ce qui concerne la gymnastique, elle est souvent livrée au bon plaisir de maitres dépourvus d'instruction appropriée. Pour les jeux, souvent l'espace manque ; et il faut bien reconnaître que dans bon nombre d'établissements où il pourrait être suffisant, les jardins qui servent de réclame sont réservés au personnel administratif, tandis que les élèves sont relégués dans des cours murées, où on voit tourner, comme des prisonniers dans leur préau, des êtres chétifs et rabougris, vieillards précoces, auxquels leurs condisciples, restés vivaces malgré tout, ont décerné prématurément le nom de « père ». C'est surtout dans ces conditions que l'introduction du travail manuel dans l'éducation pourrait présenter de grands avantages.

5° *Troubles résultant de l'exercice exagéré de certains organes.* — On a, de tout temps, signalé l'existence de troubles visuels chez les individus qui fatiguent leurs yeux à des travaux d'étude ou d'art ; on a accusé principalement les veilles prolongées ; mais on ne discutait guère les faits ; c'est ainsi que quelques auteurs attribuent sans hésiter à leurs travaux la cécité d'Homère et de Milton, et qu'on a doué Michel-Ange d'un singulier trouble visuel : après avoir peint les plafonds de la chapelle Sixtine, il aurait été pendant plusieurs mois incapable de lire autrement qu'en regardant en haut.

Les études récentes faites par un grand nombre d'ophthalmologistes mettent en lumière la fréquence de la myopie qui croitrait en raison de l'avancement des études universitaires, les myopes étant deux ou trois fois plus nombreux dans les écoles supérieures que dans les écoles primaires. Mais nous noterons cette remarque de M. Galezowski, à savoir que certains peuples, certaines races, sont plus prédisposés par l'hérédité à la myopie par le travail scolaire ; la notion d'hérédité pourrait s'appliquer aussi bien au strabisme, qui résulte quelquefois des efforts d'accommodation. D'autre part, MM. Javal et Nordenson ont particulièrement insisté sur le rôle de l'astigmatisme et des efforts d'accommodation dans le développement de la myopie scolaire, qui a d'autant plus de chances de se développer que l'enfant prédisposé est envoyé à l'école plus jeune, que son travail est plus prolongé et mal réglé, que l'éclairage est insuffisant, que l'impression du livre est mauvaise, que la disposition du mobilier scolaire est défectueuse et nécessite des attitudes forcées, quand l'enfant, par exemple, écrit obliquement, en déviant la tête et le corps vers la gauche.

Les écoliers sont quelquefois atteints de crampes fonctionnelles, de crampes des écrivains, de crampes de pianistes, etc. Il semble légitime de leur appliquer cette remarque de M. Gallard (1), à savoir que ce ne sont pas les sujets qui écrivent le plus qui sont affectés de crampe des écrivains, ce sont ceux qui sont les plus prédisposés par leur hérédité névropathique.

6° *Troubles résultant d'attitudes vicieuses.* — Les attitudes du travail de cabinet varient, pour ainsi dire, à l'infini ; et on peut croire que, tant qu'elles sont spontanées, elles ne déterminent guère d'inconvénients, parce que lorsqu'elles amènent la fatigue, elles sont immé-

(1) Voir *Progrès médical* 1877, p. 540.

diatement modifiées. Le décubitus dorsal, particulièrement favorable à la circulation du cerveau, est adopté par beaucoup d'individus lorsqu'ils se livrent à la réflexion ou à la lecture ; d'autres préfèrent la station verticale ; Victor Hugo travaillait, dit-on, de préférence debout ; d'autres prennent des positions plus bizarres : c'est ainsi que Cujas aurait eu l'habitude de travailler couché à plat ventre sur ses livres.

Dans les écoles, les attitudes sont déterminées par la construction du matériel scolaire, et par les positions forcées que l'on imprime aux enfants lorsqu'on leur apprend à écrire ; et elles sont nuisibles lorsqu'elles sont défectueuses, parce qu'elles sont forcées et permanentes. Ces attitudes vicieuses déterminent surtout des déformations chez certains sujets congénitalement faibles ou dont la croissance a été très rapide ; elles sont plus fréquentes chez les filles, dans la proportion de 18 à 41 pour 100 (Guillaume).

Les déformations scolaires les plus importantes sont les déformations rachidiennes, déterminées surtout par le défaut d'adaptation des bancs et des tables à la taille des enfants, et par les mauvaises positions pour écrire. Elles sont au nombre de trois principales : la cyphose, la lordose et la scoliose. 1° La *cyphose*, où prédomine la courbure dorsale à convexité postérieure, est, en général, due à la trop grande distance du banc de la table : cette trop grande distance force l'enfant à se courber en avant et d'autant plus que le banc et la table sont plus rapprochés dans le sens vertical. 2° La *lordose*, où prédomine la courbure lombaire, est, au contraire, déterminée par le défaut d'écartement du banc et de la table, qui force l'écolier à exagérer sa courbure lombaire ; ce défaut d'écartement est d'autant plus efficace pour produire la déformation, que la table est plus haute par rapport au banc. La lordose est plus fréquente chez les filles que chez les garçons, ce qui tient à ce que l'on cherche souvent à les empêcher de se courber en avant, en les forçant à exagérer volontairement la courbure des reins. 3° La *scoliose*, ou déviation latérale, peut être produite par la trop grande hauteur de la table, qui détermine une élévation de l'épaule droite, avec courbure rachidienne à convexité droite. L'efficacité de cette cause mécanique est encore augmentée par la fatigue, car la déviation rachidienne s'exagère d'autant plus que l'épaule droite sert de point d'appui ; et il s'y ajoute une déviation dorsale à droite, avec torsion cervicale et lombaire compensatrice. A côté de cette scoliose à triple ou quadruple courbure (Dally), il faut signaler la courbure unique, à convexité gauche, que prend l'enfant lorsqu'il écrit obliquement sur un papier dont le bord est placé parallèlement au bord de la table. En général, les scolioses ont pour point de départ la *station unifessière* (Dally), que prend nécessairement l'enfant lorsqu'il écrit obliquement (en anglaise), sur un papier placé droit devant lui. On dit avec raison qu'il n'y a que l'écriture droite qui permette la rectitude de la tête et du corps en face du papier.

Ces déviations rachidiennes entraînent d'ailleurs d'autres déformations thoraciques qui ne sont pas sans importance. C'est ainsi que la scoliose avec élévation de l'épaule droite détermine : 1° une déviation des arcs costaux du même côté, qui font saillie en arrière et donnent à la cage thoracique une forme oblique ovalaire ; 2° une déformation de la clavicule correspondante, dont les courbures sont exagérées, et qui est par conséquent raccourcie. Ces déformations thoraciques, lorsqu'elles sont trop prononcées, amènent une gêne mécanique de la respiration et de la circulation, et paraissent capables de favoriser le développement de maladies du poumon et du cœur.

Les attitudes vicieuses, en produisant des troubles plus ou moins prolongés de la circulation, concourent pour leur part à la pathogénie des céphalalgies, des épistaxis qui se rencontrent souvent chez les écoliers.

Elles sont peut-être aussi capables d'expliquer dans une certaine mesure la tuméfaction de la glande thyroïde, dont on a signalé la fréquence dans les écoles de Suisse et de Russie.

7° *Troubles résultant d'habitudes vicieuses.* — L'onanisme est commun dans tous les endroits où sont réunis des individus du même sexe ; il est fréquent dans les écoles. Il résulte pour une part d'anomalies mentales chez de jeunes dégénérés ; mais il est grandement favorisé par les mauvaises conditions hygiéniques, par l'immobilité prolongée dans la position assise, par la constipation qui amènent une congestion générale des organes pelviens, par le défaut de soins, de propreté, d'où résulte souvent des irritations locales. Tissot raconte que tout un collège trompait quelquefois par cette manœuvre l'ennui, et cherchait à éviter un sommeil qu'inspiraient les leçons d'une métaphysique scolastique qu'un très vieux professeur leur faisait en dormant (1). On pourrait citer d'autres exemples de ces sortes d'épidémies, dans lesquelles la contagion, par imitation, joue encore un plus grand rôle que l'ennui.

Depuis Tissot, on a attribué à l'onanisme un grand nombre de troubles somatiques et psychiques, dont une bonne part revient à la dégénérescence dont sont atteints primitivement les sujets qui se livrent à ces manœuvres. Il est certain que la surexcitation qu'elles déterminent produit un épuisement général capable d'amener des troubles de la digestion, de la nutrition. Dans ces conditions, l'irritabilité morbide s'accroît, se traduisant par des altérations de caractère, une tristesse maladive, un affaiblissement de la mémoire, etc. Mais ceux qui ont eu occasion d'étudier ces troubles doivent reconnaître qu'ils ne s'observent, comme les excès qui leur ont donné naissance, que chez des sujets d'un tempérament

____

(1) Tissot. *L'onanisme*, Œuvres, T. I, p. 109.

spécial et prédisposé par des aptitudes morbides congénitales souvent évidentes.

Il faut remarquer que la plupart des troubles que nous avons signalés jusqu'à présent, à part quelques déformations rachidiennes, n'ont rien de spécial aux écoliers, et que ce serait bien à tort qu'on les attribuerait en propre au sédentarisme scolaire.

Les troubles résultant du défaut d'appropriation des locaux et du régime, du défaut de propreté, de l'insuffisance du vêtement, appartiennent bien plus aux ouvriers des manufactures et même à bon nombre d'ouvriers isolés ; et ils sont évidemment plus marqués chez les enfants qui travaillent dans les mêmes milieux. Les troubles résultant du défaut d'exercice physique sont communs à toutes les professions sédentaires, et pas seulement aux hommes de bureau ou aux hommes de cabinet et aux écoles. Les manifestations somatiques dues aux habitudes vicieuses sont encore bien plus répandues peut-être dans les ateliers où on emploie des enfants que dans les écoles et les collèges. En somme, la plupart des troubles que nous avons passés sommairement en revue sont en rapport avec des défauts d'hygiène physique communs, non seulement à la plupart des enfants, qu'ils soient réunis dans les écoles ou dans les manufactures, dans les ateliers, mais encore aux hommes de bureau ou de cabinet et à de nombreuses catégories d'ouvriers. Il est évident que toutes ces conditions de surmenage qui conduisent aux dégénérescences physiques et mentales existent à leur maximum d'intensité dans les manufactures, où elles trouvent encore des adjuvants des plus efficaces dans les abus d'alcool, de tabac, etc. Les machines, en mettant à contribution les forces naturelles, la pression atmosphérique, la chaleur solaire, l'élasticité des gaz, etc., etc., devraient constituer un profit pour l'humanité, puisqu'elles substituent le travail gratuit de la nature au travail humain ; mais bien souvent la répartition défectueuse des produits atténue singulièrement les bienfaits de l'industrie. Ce n'est pas sans raison que Proudhon, Stuart Mill, Karl Marx, etc., ont accusé la grande industrie de n'avoir servi qu'à exagérer la misère, et on peut ajouter à accélérer la dégénérescence : jusqu'à présent les machines n'ont eu souvent pour résultat que d'exiger un travail continu de jour et de nuit, dans des conditions hygiéniques déplorables et d'abaisser assez le quantum de travail nécessaire pour que les femmes et les enfants puissent y prendre part. Il y a dans l'industrie des causes de déchéance autrement intenses que dans la sédentarité scolaire. Ces réflexions n'ont pas pour but de détourner l'attention de l'hygiène des écoles, mais de l'empêcher de négliger une question plus générale et plus urgente.

Passons maintenant rapidement en revue les troubles plus directement en rapport avec la fatigue psychique.

8° *Troubles résultant du surmenage intellectuel.* — Quant aux troubles attribués aux travaux excessifs de l'esprit chez les écoliers, ils consistent principalement en céphalées qui ont été dans ces dernières années l'objet de travaux intéressants de la part de MM. Blache, Keller, etc., de troubles du sommeil, d'insomnies ou de cauchemars, ou dans d'autres cas de somnolence invincible, etc. Ils déterminent quelquefois l'invasion précoce des névroses, comme l'hystérie, la chorée ; on les a accusés aussi de pouvoir produire la méningite, etc. Les manifestations les plus simples du surmenage intellectuel à l'école sont à peu de chose près les mêmes que celles qui ont été assignées par les médecins américains à l'exhaustion nerveuse, si fréquente chez les hommes d'affaires après une longue contention d'esprit, les mêmes aussi que ceux que les anciens auteurs attribuaient aux hommes de lettres abusant des travaux intellectuels.

Ces travaux ont d'ailleurs été accusés de troubles beaucoup plus graves ; on leur a attribué des états congestifs du cerveau, et mêmes des inflammations, notamment la périencéphalite. Lord Shaftesbury attribue au surmenage intellectuel la fréquence des affections mentales chez les professeurs ; récemment, on a relevé le grand nombre de femmes-médecins devenues aliénées sous l'influence de la même cause, et on a insisté particulièrement sur la nocuité excessive des travaux intellectuels chez les femmes et chez les jeunes filles : cette remarque avait déjà, d'ailleurs, été faite par Tissot et par Bégin (1).

Réveillé-Parise qui a étudié ces questions avec beaucoup de soin, a fait une observation qui se trouve vériée par les faits nombreux rapportés par Moreau, de Tours, dans sa *Psychologie morbide*, à savoir qu'au premier rang des causes prédisposantes des maladies des personnes qui se livrent avec excès aux travaux de l'esprit, il faut placer « la diathèse d'irritabilité », c'est-à-dire une prédisposition nerveuse congénitale.

Cette remarque est applicable au surmenage intellectuel dans les écoles. Finkelnburg a montré qu'en Allemagne les jeunes gens qui se présentent au volontariat sont impropres au service militaire dans la proportion de 80 pour 100, tandis que, pour les autres, cette proportion n'est que de 25 à 50. Hertel, en Danemark, a trouvé que 29 garçons sur 100 et 41 filles des écoles sont atteints d'inappétence, de céphalées, d'épistaxis, d'anémies, d'affections oculaires, etc. Axel Key, en Suède, a vu les mêmes troubles sur 37 enfants pour 100 dans la classe inférieure, et sur 58.5 pour 100 dans les classes supérieures. En France, MM. Schindler et Arnould ont constaté la même infériorité physique chez les engagés conditionnels et chez les engagés à Saint-Cyr.

---

(1) Bégin. *De l'influence des travaux intellectuels sur le système physique de l'homme.* Thèse de Strasbourg, 1828.

De ce que c'est chez les jeunes gens soi-disant les plus cultivés que se trouvent le plus souvent les caractères de la déchéance organique, on conclut que la déchéance est due aux travaux spéciaux auxquels ils ont dû se livrer pour acquérir cette culture. Il n'est pas douteux que l'excès de travail psychique ne soit capable de déterminer un épuisement général de tout l'organisme, tout comme l'excès de travail physique, et on peut reconnaître que, comme disait Tissot, « la méditation affaiblit comme feraient des évacuations excessives, » que toutes les fonctions subissent le contre-coup de cet épuisement, qu'il peut en résulter des céphalées, des étourdissements, des vertiges, des palpitations, des troubles digestifs entraînant une tristesse maladive et une dépression psychique corrélatives ; mais de là à accepter comme une vérité générale « que l'homme qui pense le plus est celui qui digère le plus mal, » (Tissot), qu'il y a une relation indispensable entre les troubles fonctionnels énumérés précédemment et le travail intellectuel, qui serait leur seule cause, il y a loin.

Il est une circonstance étiologique dont on ne tient pas assez compte et qui pourtant n'avait pas échappé aux anciens, notamment à Tissot. Cet auteur fait remarquer que des parents adonnés au luxe et aux plaisirs, et contraints aux travaux excessifs qui sont devenus nécessaires pour satisfaire leurs désirs sans cesse multipliés, ne peuvent guère produire que des enfants affaiblis qui en procréeront de plus affaiblis encore. Les excès de jouissances comme les excès de travail sont capables de produire le surmenage héréditaire.

Il faut considérer, en effet, que les accidents attribués au surmenage intellectuel ne se rencontrent pas chez tous les enfants des écoles indistinctement, qu'ils ne se manifestent pas chez ceux qui travaillent le plus et le mieux, et qu'ils se rencontrent ailleurs que chez les écoliers. Il n'est pas rare d'observer chez ceux qui se livrent à un travail continu et uniforme, dessinateurs, graveurs, employés aux écritures, etc., des céphalalgies avec ou sans épistaxis, qui se produisent après un temps de travail plus ou moins court, et cessent avec le repos. D'autre part, ce n'est pas chez les enfants qui travaillent le plus et dont le travail est le plus efficace que ces accidents se manifestent avec le plus d'intensité. On les voit se développer chez de très jeunes enfants, dès le début de leur éducation, ou chez des enfants peu laborieux, d'ailleurs. L'intensité du travail intellectuel n'est pas en relation nécessaire tant avec les troubles somatiques qu'avec les troubles psychiques attribués au surmenage. Il est certain que chez un grand nombre de savants, comme l'a bien montré Moreau (de Tours), on observe des troubles mentaux ou névropathiques; mais ces troubles s'observent plutôt chez les géniaux à tempérament impulsif que chez les travailleurs obstinés.

Les statistiques de Benoiston de Chateauneuf (1) indiquent une durée de vie relativement considérable chez les savants et en particulier chez les membres des Académies qui se distinguent surtout par la somme de leurs travaux. Cette longue survie et la vigueur de la santé des hommes de cette catégorie est généralement attribuée à la régularité de leur vie, à leur sobriété et à une hygiène générale bien entendue. Il est peut-être plus légitime d'admettre que c'est parce qu'ils jouissent d'une solide organisation physique qu'ils peuvent se passer d'excitations auxquelles les autres hommes moins bien constitués sont obligés de recourir, qu'ils peuvent fournir une grande somme de travail et d'application, et résister aux causes de mort.

Si les jeunes filles sont plus souvent atteintes, toutes proportions gardées, des troubles dits de surmenage, c'est que d'une manière générale elles sont plus prédisposées aux affections névropathiques, à la chlorose, etc.. et

---

(1) *De la durée de la vie chez les savants et les gens de lettres* (Ann. d'hyg., 1841, t. XXV, p. 241).

qu'elles éprouvent plus facilement les effets du travail excessif, quel que soit ce travail.

Si les jeunes gens des classes dites supérieures paraissent plus sujets à ces mêmes troubles, ce n'est pas tant en raison de leurs excès de travail qu'en raison de leurs prédispositions congénitales. Si on examine avec soin les antécédents des enfants atteints de céphalée scolaire, par exemple, on trouve souvent que, comme pour certains troubles locaux (myopie scolaire, crampes professionnelles), ils sont prédisposés par leur hérédité morbide, mise en évidence, par des stigmates névropathiques. On pourrait apporter de nombreux exemples à l'appui de cette proposition ; parmi les observations assez rares d'enfants qui sont obligés de renoncer définitivement à leurs études, je citerais deux jeunes filles, dont la famille est déjà représentée par deux générations dans le livre de Moreau (de Tours.)

C'est aussi chez les sujets prédisposés que l'on voit survenir des troubles mentaux consécutivement aux excès relatifs de travail. En général, sous l'influence de la fatigue, les sensations subjectives deviennent plus intenses, les couleurs complémentaires, par exemple, apparaissent avec une intensité beaucoup plus grande, les phénomènes de contraste simultané sont plus manifestes, etc.; les excitations externes ou internes, les bruits circulatoires, etc., deviennent souvent le point de départ d'illusions qui sont capables de servir de base à des interprétations délirantes. Aussi l'exhaustion nerveuse, la neurasthénie s'accompagnent-elles fréquemment à la longue de troubles mentaux variés; les rapports qui existent entre l'épuisement et l'apparition du délire sont d'ailleurs encore mis en lumière par ce fait, qu'un grand nombre de vésanies sont précédées d'une période de dépression physique et psychique facile à constater.

Je me suis proposé de rappeler que les défauts d'hygiène auxquels on peut rapporter les maladies scolaires ne sont pas, tant s'en faut, exclusivement propres aux écoles, et que, d'autre part, les troubles attribués au surmenage se rencontrent surtout chez des sujets prédisposés. On peut en déduire que la question du surmenage n'est pas une question étroite d'hygiène spéciale. Chez les sujets sains et bien entretenus, le travail excessif ne détermine qu'une fatigue en général facilement réparable; mais si à ce travail excessif se joignent des privations de toutes sortes, il en résulte un épuisement général qui non seulement favorise la déchéance individuelle, mais surtout prépare les aptitudes morbides de la génération suivante. C'est moins en raison de la fatigue personnelle qu'en raison de l'épuisement héréditaire, du surmenage capitalisé, que l'on subit l'impôt progressif de la dégénérescence et que l'on devient moins capable d'efforts productifs.

PARIS. — IMP. V. GOUPY ET JOURDAN, RUE DE RENNES, 71.

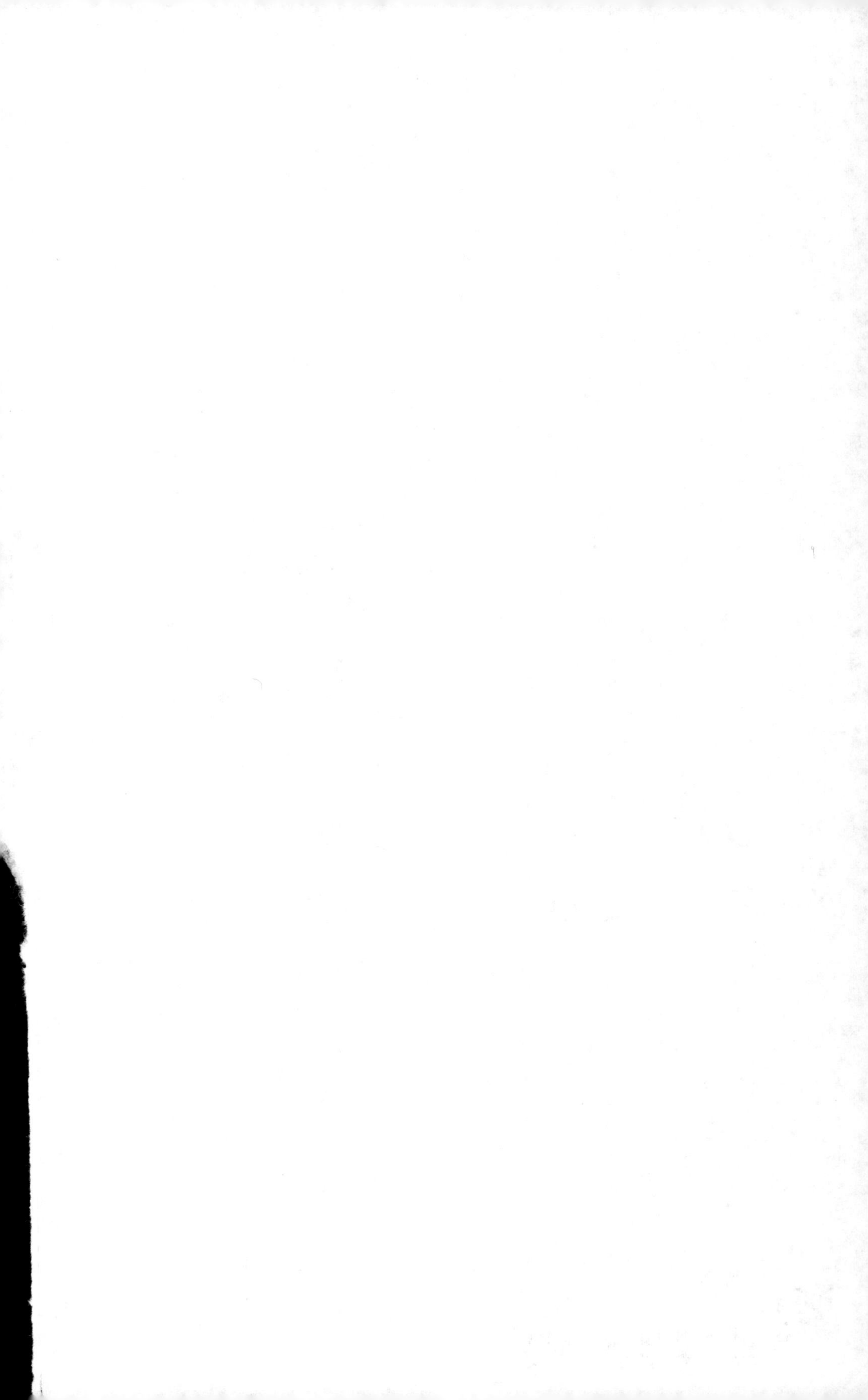